COMMENT GUÉRIR EFFICACEMENT LE STRESS CHRONIQUE LIÉ AU TRAVAIL

ARRÊTER DE SE STRESSER AU TRAVAIL, ÉLIMINER RAPIDEMENT L'ANXIÉTÉ AIGUË DE SA VIE, DÉVELOPPER UNE ATTITUDE POSITIVE

Jorge O. Chiesa

Première édition

Table des matières

Introduction

Bien que le stress fasse partie de tout problème lié au travail, le stress excessif n'en fait pas partie. Quand vous êtes stressé, vous n'êtes pas seulement un aimant pour toutes sortes de "maladies", mais vous invoquez aussi la responsabilité et l'inefficacité. C'est parce que, lorsque vous êtes déséquilibré physiquement et émotionnellement, votre capacité à gérer les choses est moins efficace et votre résistance à la maladie est également faible. Obtenez toutes les informations dont vous avez besoin ici.

Lorsque vous vous sentez trop stressé, faites un effort pour vous sauver de la destruction totale et trouvez des moyens d'atténuer votre état actuel. C'est ta décision qui peut arranger les choses pour toi. Pourquoi je dis ça ? Parce que, que ça te plaise ou non, les choses vont empirer dans les prochains jours.

Mettre fin au stress

La question est de savoir comment éliminer le stress au travail. Il existe de nombreuses façons de réduire le stress et la plupart d'entre elles utilisent un niveau de concentration personnel. Voici quelques lignes directrices utiles.

Organisez votre tâche en fonction de son importance et de son temps. Il y a des tâches qui sont très importantes, mais qui vous donneraient suffisamment de temps pour faire de l'exercice. Par conséquent, il devrait être inscrit à côté de l'urgent et de l'important. Une fois la catégorisation terminée, créez un plan avec une ligne de temps et assurez-vous d'y inclure un temps de repos et une journée gratuite.

N'utilisez pas votre temps de repos pour accomplir une tâche incomplète. Le temps de repos est pour votre esprit et votre corps de se reposer. Cela vous permettra de reposer votre cerveau et vos nerfs, ainsi que votre corps du stress causé par trop de travail. N'oubliez pas qu'il vous incombe de garder votre santé physique et émotionnelle en bonne santé.

N'ignorez aucun signe de fatigue, car cela pourrait entraîner un problème plus grave. Si vous vous sentez trop fatigué, reposez-vous. Si vous vous sentez déprimé, anxieux et irritable, allez-y et reposez-vous. Si vous ne pouvez pas vous concentrer sur ce que vous faites et que vous vous désintéressez, restez tranquille. Si vous consommez de l'alcool et des drogues pour faire face au stress, arrêtez-vous et réfléchissez. Vous avez déjà atteint la limite. Ne vous laissez pas aller si loin.

Efforcez-vous de réduire votre stress au travail en prenant bien soin de vous. Vous pouvez commencer à rétablir votre santé physique et émotionnelle. Une fois que vous aurez répondu à ces deux questions, il vous sera plus facile de répondre à vos autres besoins, car vous vous sentirez plus optimiste et plus fort lorsque vous vous sentirez mieux à l'intérieur et à l'extérieur.

Une fois que vous êtes plus stable physiquement et émotionnellement, votre prochaine étape pour vous débarrasser du stress lié à l'emploi consiste à organiser et à prioriser les choses. Faites l'effort d'organiser d'abord les choses, puis de les classer par ordre de priorité. Une fois que vous aurez fait cela, vous serez mieux guidé et vous reprendrez le contrôle des choses. De cette façon, vous pouvez bien gérer le stress avec maîtrise de soi et confiance.

Les raisons du stress au travail

Les employés et les propriétaires d'entreprise ont leur part de stress au travail. Les employés ont des niveaux de stress différents de ceux des propriétaires d'entreprise parce qu'ils n'ont pas beaucoup de responsabilités importantes comme le propriétaire de l'entreprise. Par conséquent, nous ne pouvons pas dire que seuls les gens de la base peuvent vivre du stress parce que, dans l'ensemble, les propriétaires et les gestionnaires ont aussi leurs propres luttes.

Voici les principales causes de stress au travail que les employés et les gestionnaires devraient connaître.

1. La principale cause de stress est le surmenage. Même l'employé le plus remarquable se sentira certainement sous pression lorsqu'il sera bombardé de travail pendant une période de temps très limitée. Même si c'est irrationnel, ça arrive tout le temps.

2. Au contraire, il y a aussi des employés qui se sentiront stressés quand on leur donne moins de responsabilités, surtout quand ils voient autour d'eux des cas de licenciements et de licenciements. Apparemment, ils ne veulent pas être pris en train de ne rien faire, car ils pourraient être le prochain candidat à se faire virer.

3. La menace de perdre son emploi est l'une des principales causes de stress au travail. Dans l'état actuel de notre économie, la sécurité d'emploi n'est pas constante. Parfois, des mises à pied sont effectuées en grande partie alors que l'embauche vient de prendre fin.

4. La promotion est aussi l'une des causes du stress au travail. Dans la plupart des cas, les employés s'ennuient habituellement dans leur travail quotidien et aimeraient donc faire face à un travail plus difficile afin d'obtenir une meilleure rémunération. Cependant, passer au niveau suivant peut être stressant de savoir qu'il ne s'agit pas d'une seule personne qui cherche une promotion, mais de presque tous les employés qui sont aussi capables que les autres en termes de rendement au travail.

5. Une autre cause de stress au travail est de ne pas faire le bon travail. Si vous travaillez sur quelque chose que vous ne savez pas, ça va probablement vous brûler. Surtout, si vous hésitez à demander de l'aide à quelqu'un que vous connaissez qui peut vous aider à résoudre votre dilemme parce que vous ne voulez pas être perçu comme incompétent, vous venez de doubler le stress.

6. La mauvaise gestion peut aussi être un stress professionnel grave. Si le chef de l'organisation ne peut pas diriger son équipe, les subordonnés risquent de se sentir perdus et sans but. Cette situation peut laisser l'équipe errante et stagnante.

7. Un milieu de travail médiocre peut aussi être l'une des raisons pour lesquelles les employés sont stressés. Bien sûr, personne ne se sent à l'aise de travailler avec du matériel de bureau défectueux, un éclairage insuffisant, des environnements bruyants, des meubles inconfortables et plus encore.

8. L'absence d'un système de soutien adéquat peut également être une source de stress pour les employés. C'est parce que beaucoup de choses se passent à l'intérieur du bureau et quand les choses empirent, quelqu'un doit être sur le chemin pour les aider à résoudre le problème dans la bonne procédure.

un FAUT à tous égards.

De plus, essayez de ne pas déléguer uniquement le "sale boulot" tout le temps, car cela pourrait donner l'impression que vous n'accordez pas d'importance à la capacité de vos subordonnés. Donnez-leur des responsabilités qui peuvent éveiller leur intérêt et leur permettre de libérer leur plein potentiel de temps à autre.

En gardant cela à l'esprit, déléguez les choses qui conviennent le mieux à chacun de vos subordonnés. Vous devriez tenir compte de vos forces et de vos faiblesses individuelles, ainsi que de votre détermination à obtenir des résultats. Une fois que vous avez terminé de répartir les tâches, assurez-vous de donner vos instructions clairement en utilisant des termes que tout le monde peut comprendre.

Une fois que votre ordinateur est prêt à fonctionner, assurez-vous de vérifier régulièrement ses performances afin de pouvoir les mesurer. Prendre le contrôle du projet et le suivre régulièrement augmentera le taux de réussite de votre équipe. Cependant, pendant que vous surveillez la situation, assurez-vous de donner une formation pertinente afin que votre équipe se sente plus motivée à travailler et plus confiante dans l'exécution de son travail.

La nature dans votre bureau

Une façon de réduire le stress au travail est d'apporter une touche de nature au bureau. Voir un seul signe de vie peut changer votre humeur et votre vision des choses stressantes.

Des études montrent que l'empotage de plantes à l'intérieur de votre bureau peut aider à réduire les toxines dans l'air, à diminuer la fatigue et à diminuer l'apparition des maladies. Par conséquent, les cas de congés de maladie sont considérablement réduits chaque mois.

De plus, non seulement les plantes ajouteront de la couleur à la vue ennuyeuse de votre bureau, mais elles peuvent aussi aider à augmenter la productivité puisque les travailleurs sont moins stressés et en santé. Les plantes peuvent littéralement réduire les toxines dans le corps causées par le rayonnement des ordinateurs, des téléphones mobiles et d'autres appareils émettant des radiations. Plus que cela, voici certains des avantages de mettre quelques plantes dans votre bureau.

✓ Aide à réduire les effets nocifs des ordinateurs.

✓ Absorbe les polluants de l'air qui peuvent rendre le bureau plus propre et non contaminé.

✓ Élimine les mauvaises odeurs.

✓ Il produit plus d'oxygène pour que le corps fonctionne correctement et que l'esprit pense plus clairement.

✓ Peut favoriser les bons sentiments et les pensées sereines.

D'un autre côté, ajouter des plantes à votre bureau ne suffit pas. Vous devez également planifier vos arrangements. Peu importe la façon dont vous aimeriez faire entrer la nature dans votre bureau, rappelez-vous toujours qu'elle est censée servir votre but et non l'inverse.

Faites une pause.

Même les machines ont besoin d'un certain temps de repos pour fonctionner correctement. La recherche montre que les employés qui ne prennent pas de pauses sont susceptibles de développer des maladies graves qui peuvent leur coûter les économies de toute une vie. Ce n'est certainement pas bon étant donné que nous travaillons tous pour vivre, pas pour vivre pour travailler.

Ne travaillez pas trop dur

Dans des situations normales, les employés préfèrent travailler directement plutôt que de prendre une pause afin de respecter les échéances et d'éviter les surcharges de travail. La plupart des employés d'aujourd'hui peuvent faire plusieurs tâches à la fois, non pas parce qu'ils le veulent, mais parce qu'ils le doivent. Dans certaines entreprises, les employés sont obligés de travailler pendant les pauses pour couvrir tout le travail qui doit être fait parce que l'entreprise n'a pas assez de personnel.

Ce que les administrateurs de l'entreprise ne réalisent pas, c'est qu'en faisant cela, ils poussent leurs employés à travailler trop fort, ce qui finira par entraîner une improductivité causée par le stress et la maladie. Dans ces conditions, il est clair que l'entreprise ne bénéficie pas de cette situation. Au lieu de cela, ils perdent parce que la productivité des employés est plus faible que les dépenses engagées pour les frais médicaux, en plus des congés de maladie payés.

En tant qu'employé, il est de votre responsabilité de prendre soin de votre santé. Peu importe votre horaire chargé, prenez vos pauses et reposez-vous. Il est préférable de prévoir une pause biologique par heure pour respirer de l'air frais et se promener dans le bureau peu avant de reprendre le travail.

Vous pouvez aussi faire des étirements pour éliminer les maux de dos et les crampes. Voici quelques-uns des différents étirements que vous pouvez appliquer pendant votre temps de repos.

✓ Penchez lentement la tête d'un côté à l'autre.

✓ Bougez vos hanches en mouvements circulaires. Faites de même avec les épaules.

✓ Soulevez une jambe pendant environ 10 secondes alors que l'autre est droite. Faites de même avec l'autre jambe.

✓ Tendez les bras pendant quelques secondes et tournez la paume de vos mains.

✓ Faites n'importe quel mouvement qui peut relâcher votre tension en quelques secondes et laisser votre corps sentir le plaisir.

Élimine le bruit stressant

Le stress peut être comme un tissu que nous utilisons tous les jours si nous ne faisons rien pour y remédier. Personne dans ce monde de fous ne peut échapper aux dangers du stress, mais tout le monde peut l'éviter d'une façon ou d'une autre. Apprenez comment bloquer le bruit stressant dans votre vie quotidienne et choisissez d'être plus positif !

Il est vrai que lorsque nous parlons de causes de stress, nous pouvons identifier beaucoup de choses comme la surcharge de travail, les bas salaires, les heures de travail prolongées, les problèmes familiaux, les problèmes romantiques, la circulation exaspérante, les factures élevées, les délais interminables, les collègues ennuyeux, les voisins radoteurs, les enfants obstinés, les comptes bancaires qui se déprécient, les taux d'intérêt hypothécaires qui augmentent et beaucoup plus.

Vous pouvez minimiser ces cas stressants dans votre vie quotidienne si vous savez comment gérer efficacement le stress. La clé est de ne jamais laisser de petites responsabilités sans surveillance. Vous devez comprendre que les petites choses qui passent inaperçues s'accumuleront jusqu'au moment où vous ne pourrez plus gérer la majeure partie du stress.

Essayez de prendre l'habitude d'éviter les retards. Faites même la tâche la plus simple et la plus petite que vous avez dans votre journal et vous remarquerez que la vie est beaucoup plus facile de cette façon. Il n'est pas nécessaire d'embaucher un expert pour vous aider à gérer votre stress, car ils pourraient ajouter à votre charge en sachant qu'ils peuvent vous facturer plus que ce que vous gagnez. Après tout, si vous deviez vraiment subir tant de pression dans la vie, vous apprendriez quand même quelque chose d'elle qui vous rendrait encore plus sage.

Décontaminez votre environnement

Beaucoup de gens, en raison du désir d'avoir un lieu de travail propre et paisible, essaient le processus de désencombrement, mais la plupart du temps, ils échouent. Pour ce faire, vous devez d'abord décider et connaître les principes de base de la simplicité et les avantages d'un milieu de travail clair. Vous pouvez commencer par faire de petits pas importants en même temps, car il n'y a pas grand-chose à faire lorsque les choses sont précipitées. Voici quelques étapes efficaces pour vous aider à démarrer.

Assignez un espace pour les documents entrants. Parfois, nous perdons des documents importants parce qu'une fois qu'ils nous sont endossés et livrés, nous les laissons automatiquement là où nous les avons placés pour la dernière fois. Ne placez pas de documents importants ou tout autre document reçu sur le bureau d'une autre personne ou dans votre voiture. Prenez l'habitude de mettre les choses en place.

Créez une zone exempte d'encombrement et faites-le savoir à un grand nombre de personnes pour qu'elles respectent votre règle. Prenez les mesures disciplinaires qui s'imposent pour garder cette zone propre et désordonnée en tout temps. Vous devez comprendre que vous n'êtes pas la seule personne au bureau, donc vous pouvez vous attendre à ce que tout le monde ne respecte pas vos règles. Malgré tout, tant que vous verrez votre espace libre de tout encombrement vraiment propre, vous finirez par vous y adapter et deviendrez plus prudents quant au respect de ses règles. Une fois que vous avez réussi avec un petit espace dégagé, élargissez vos limites jusqu'à ce que vous puissiez gérer l'ensemble de votre bureau.

Vous devriez planifier un programme de désintégration même une fois par semaine et vous assurer de le suivre. Quand vient le moment où vous avez besoin de vous décomposer, préparez-vous à vous discipliner, parce que cela ne signifie pas que vous êtes toujours excité par cette idée. Ce qui est bien, c'est que cela deviendra votre routine et tôt ou tard, vous vous habituerez à cette activité constructive.

Assignez une boîte pour les choses que vous ne pouvez pas lâcher, mais que vous ne pouvez pas utiliser non plus. Ces choses peuvent être des cadeaux dont vous n'avez pas besoin mais que vous avez choisi de garder en raison de leur valeur sentimentale. Mettez toutes ces choses dans une boîte et rangez-la quelque part loin de votre site, mais elle doit être protégée pour s'assurer qu'elles ne sont pas endommagées.

Donnez les choses que vous n'utilisez plus à la charité. Apparemment, il y aura peu de choses que vous aurez recueillies dans le cadre de votre activité organisationnelle et vous aurez donc quelque chose à donner. Mettez ces choses dans une boîte et donnez-les à l'organisme de bienfaisance de votre choix.

Définir les priorités

Au travail, vous pouvez vous attendre à gérer plusieurs projets différents à la fois. Par conséquent, afin de ne pas négliger quelque chose, il est nécessaire d'établir un ordre de priorité. Le fait est qu'un projet est tout aussi important que l'autre. Comment allez-vous établir vos priorités alors ? Ne vous sentez pas dépassé par cette situation, comprenez que même si tout ce pour quoi vous travaillez est tout aussi important, je suis sûr qu'ils n'expireront pas à la même date. Voici les étapes que vous pouvez suivre pour apprendre à prioriser les projets.

Étant donné que ce chapitre porte sur l'établissement des priorités des projets, votre première étape devrait consister à dresser la liste de toutes vos priorités. Lorsque vous avez terminé votre liste, classez-les selon leur niveau d'importance. Ceci doit être fait avec la date exacte des dates limites pour que vous puissiez être sûr que vous dépasserez la date limite. Aussi, assurez-vous de mettre à jour votre liste et de faire tout ce qu'il faut pour vérifier vos progrès.

De cette façon, vous prendrez conscience de vos tâches finales et inachevées et serez donc en mesure d'agir en conséquence. L'avantage d'établir des priorités, c'est que non seulement cela vous aidera à organiser vos pensées et vos actions, mais cela vous inspirera et vous motivera à continuer, surtout lorsque vous verrez de grands progrès depuis que vous avez commencé à travailler sur un projet.

Passons maintenant aux détails de la création de votre liste de priorités. Pour être guidé dans votre entreprise, vous devez avoir des objectifs à atteindre, comment allez-vous vous y prendre ? Vous devez établir un calendrier précis pour chacune des tâches particulières que vous avez énumérées. Cela vous aidera à vous souvenir des moindres détails de votre projet. La clé est de mettre le moindre détail de votre projet sur votre liste afin que tout soit couvert.

Enfin, assurez-vous d'accomplir les tâches les plus simples, car lorsque vous négligez les petites choses s'accumuleront et deviendront éventuellement une cause de retard et de panique à l'approche de la date limite.

Exercices au travail

Le stress au travail est inévitable. C'est parce que vous travaillerez avec différents types de personnes et différents types de projets. Une partie du travail peut être nouvelle pour vous et le pire qui puisse arriver, c'est que vous n'avez pas d'équipe ou de quelqu'un pour vous soutenir parce qu'ils ont aussi leur propre part de charges de travail non souhaitables.

Si c'est ce qui vous arrive en ce moment, assurez-vous d'y faire face pour vous éviter le stress et l'effondrement. Il existe de nombreuses façons de soulager le stress au travail, dont l'une peut être faite immédiatement pendant les heures de bureau. Je parle d'exercices de bureau qui peuvent vous aider à soulager le stress sur une base quotidienne. Voici la liste.

1. Bien s'étirer le dos. Si vous êtes déjà assis au bureau pendant plusieurs heures, prenez le temps de plier le dos sur le côté car c'est un bon étirement à midi. Pour ce faire, tenez-vous sur le bord de la chaise de bureau et étirez vos bras juste au-dessus de votre tête, puis entrelacez vos doigts. Inclinez votre corps d'un côté et tenez-le avant de faire la même chose de l'autre côté.

2. Étirez votre cou en inclinant votre tête vers l'avant et sentez votre cou tendu vers l'extérieur en maintenant la position pendant un moment jusqu'à ce que vous vous sentiez soulagé. Faites-le dans une autre direction comme vous le souhaitez.

3. Étirez le haut de votre dos. Pour ce faire, asseyez-vous bien droit avec un bras placé en travers de votre corps et l'autre main tenant votre bras juste entre votre coude et votre épaule. Croisez les bras et maintenez cette position pendant quelques minutes. Répéter l'opération au besoin.

4. Étirez votre jambe. Faites ceci en utilisant un bureau pour obtenir un bon équilibre. Tenez-vous devant votre bureau et pliez une jambe avant de tirer l'autre vers vos fesses et sentez votre jambe tendue. Maintenez la position pendant quelques instants et répétez l'opération comme vous le souhaitez.

5. Étirez les hanches et les cuisses. Utilisez votre bureau pour maintenir un bon équilibre, car vous avez besoin de tirer votre jambe vers le haut et vers le bas. Placez-vous devant le bureau et étirez votre jambe vers l'arrière avant de soulever progressivement la jambe supérieure et de la tenir, puis de l'abaisser. Faites cela sur les deux jambes encore quelques fois.

Conclusion : Avantages de la réduction du stress lié au travail

Les employeurs et les employés doivent porter une attention particulière aux problèmes liés au travail et reconnaître les causes du stress afin de régler les problèmes de santé et de mieux-être. Les causes de stress au travail sont nombreuses et variées : heures supplémentaires, surcharge de travail, mauvais emploi, pression des pairs, soutien insuffisant des employés et mises à pied. Ce ne sont là que quelques-unes des nombreuses raisons pour lesquelles de nombreux travailleurs sont stressés au travail.

Vous remarquez qu'une personne se sent stressée lorsqu'elle est toujours anxieuse, déprimée, peu performante, toujours fatiguée et souvent malade. Si vous éprouvez de tels symptômes ou connaissez quelqu'un qui montre des signes de stress, ne l'ignorez pas, car si c'est le cas, il est très probable que vous ou une certaine personne qui souffre de trop de stress allez tôt ou tard tomber en panne.

Cependant, il existe de nombreux moyens efficaces de combattre le stress. Pour n'en nommer que quelques-uns, commençons par l'approche de l'auto-assistance. D'abord, pensez à tout ce qui vous stresse et dressez une liste de tout ce qui vous stresse. Si vous pensez que vous pouvez vous débrouiller seul, établissez un plan progressif pour vous aider à prendre les mesures appropriées afin d'éliminer graduellement chaque raison qui vous cause du stress.

D'un autre côté, si vous pensez que vous ne pouvez pas le faire seul, n'hésitez pas à demander la coopération de quelqu'un d'autre et à discuter de vos préoccupations afin de pouvoir être bien conseillé. Pendant que vous résolvez des problèmes techniques, n'oubliez pas de prendre soin de votre santé. Faites de l'exercice si souvent pour aider votre corps à composer avec le stress et ne sous-estimez jamais la puissance d'un bon sommeil adéquat.

Il y a de nombreux avantages à réduire le stress lié au travail dans votre vie quotidienne. Tout d'abord, elle réduit les faibles capacités physiques et mentales, ce qui lui permet de répondre rapidement à n'importe quelle tâche. Deuxièmement, elle réduit les congés de maladie et de maladie, ce qui vous donne, à vous et à votre employeur, un avantage. Troisièmement, elle augmente la productivité au travail, ce qui se traduira par une plus grande satisfaction. Quatrièmement, cela augmente votre avantage en matière de promotion à mesure que vous vous engagez davantage dans votre travail et vos responsabilités. Cinquièmement, elle réduit les dépenses de l'employeur en raison des factures médicales et améliore également le bien-être de l'employé dans son ensemble.

Le monde peut être très stressant, surtout en milieu de travail. C'est pourquoi il est important de connaître les signes de surcharge et de stress pour y mettre fin. Peu importe le nombre de tâches que vous avez à accomplir ou à quel point vous êtes occupé, si vous appliquez certaines des techniques ci-dessus, vous êtes sûr de réduire votre niveau de stress et de mener une vie plus heureuse. Personne ne veut être constamment stressé, alors utilisez ces conseils pour changer votre vie aujourd'hui !

Maintenant oui, je vous souhaite le meilleur dans vos résultats, et rappelez-vous que tout est pratique ; la théorie sans l'action ne vous est d'aucune utilité. Il apporte tout ce que vous apprenez dans la vie réelle.

Un gros câlin, ton ami Jorge !

D'ailleurs, lorsque vous obtiendrez vos résultats petit à petit, je vous recommande vivement, si vous voulez améliorer vos compétences sociales au travail, mon livre, sur "COMMENT FAIRE BIEN AVEC VOS PARTENAIRES DE TRAVAIL", est un livre qui je suis sûr vous aidera beaucoup à mieux vous entendre avec les autres.

Sans plus attendre, vous pouvez le trouver dans le moteur de recherche Amazonien, comme : "COMMENT VOUS PRENDRE AVEC VOS PARTENAIRES DE TRAVAIL" ou en cherchant mon nom, comme : "Jorge O. Chiesa"... *Encore une fois, je vous souhaite beaucoup de succès dans vos résultats !*

www.ingramcontent.com/pod-product-compliance
Lightning Source LLC
Chambersburg PA
CBHW072023280526
45788CB00007B/2650